0ʳ60

CONSULTATIONS MÉDICALES FRANÇAISES

N° 55

L'INJECTION INTRATRACHÉALE VRAIE
A HAUTE DOSE
ET LA TRACHÉO-FISTULISATION

Par le Dʳ G. ROSENTHAL

DOCTEUR ES SCIENCES

ANCIEN CHEF DE CLINIQUE A LA FACULTE

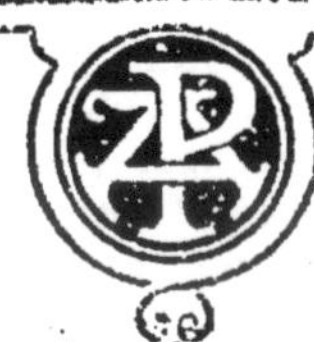

· PARIS ·

A. POINAT - EDITEUR

21·RUE·CASSETTE·VIᵉ

Consultations Médicales
FRANÇAISES

Chaque fascicule est vendu séparément (envoi franco). . **O fr. 60**

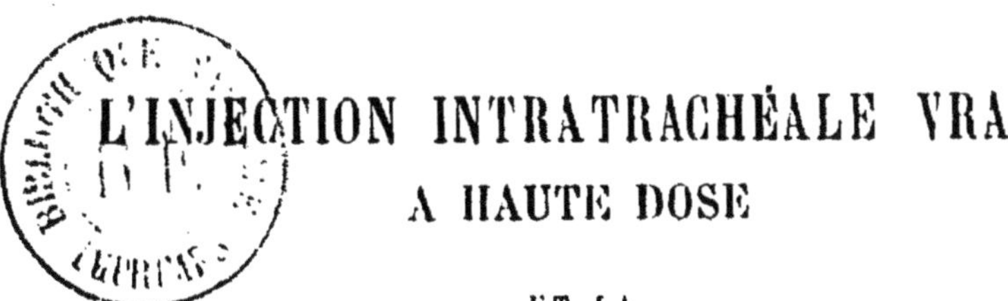

L'INJECTION INTRATRACHÉALE VRAIE

A HAUTE DOSE

ET LA

TRACHÉO-FISTULISATION

(Par le Dr Georges Rosenthal,

Docteur ès sciences, ancien Chef de clinique à la Faculté,
Lauréat de l'Institut et de l'Académie de médecine.

Définition. — Sous le nom d'*injection intratrachéale vraie*, nous comprenons tous les procédés qui permettent l'introduction sous-glottique des substances liquides; nous disons substances et non médicaments, parce que l'injection intratrachéale est une méthode générale d'accès aux voies respiratoires, qui ne saurait être enfermée dans telle ou telle limite.

Nous séparons de l'injection intratrachéale vraie tous les procédés sus-glottiques, c'est-à-dire tous les procédés qui, faisant écouler le liquide à travers la glotte, pensent ainsi réaliser une injection intratrachéale sans songer à la contraction immédiate de la glotte, à l'étroitesse de la voie et aux mauvaises routes prises, comme aux impuretés microbiennes, chimiques ou alimentaires entraînées par un liquide arrosant le larynx. Ces procédés ne sont pas capables de faire pénétrer dans les bronches la haute dose nécessaire à l'action recherchée; la difficulté d'une méthode incite le médecin au travail et non pas à la substitution d'une erreur à la vérité. Jamais un vésicatoire ne pourra remplacer la ponction lombaire! L'injection intratrachéale vraie, a dit Guisez, n'a pas de simplification[1].

1. Comme nous le répétons plus loin, de tels procédés peuvent donner satisfaction à des laryngologues pour pansement du larynx; ils sont *insuffisants pour le traitement du poumon*.

Nous laissons donc en dehors de notre étude les travaux de Mendel, qui a fait une série de recherches pour préconiser une injection sus-glottique qui coule le long des parois du pharynx à travers la glotte, à condition que le malade ne fasse aucun effort de déglutition.

Nous n'acceptons pas les idées de Marangos qui vient de préconiser la voie nasale et confie la pénétration du liquide au courant d'air respiratoire. A

Fig. 1. — Seringue de Marangos.

titre documentaire, nous rappelons que cet auteur utilise la voie nasale et emploie une seringue armée d'une sonde en gomme n° 11, dont l'extrémité

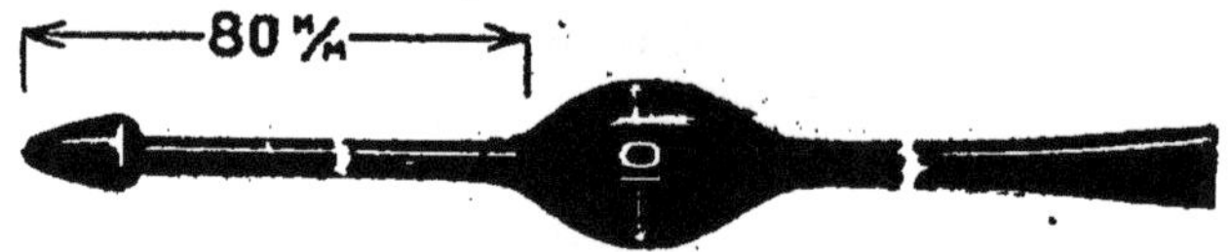

Fig. 2. — Sonde de Garel et Gignoux.

remplie dépasse le bord libre du voile. L'injection se fait goutte à goutte. Garel et Gignoux, pour faciliter la manœuvre, ont fait construire une sonde en gomme pourvue d'un renflement à 8 cent. de son extrémité. Ce renfle-

L'*injection intratrachéale*, pour assurer la pénétration des liquides au-dessous de la glotte, emploie deux séries de procédés que nous aurons à envisager séparément :

1° L'INJECTION INTRATRACHÉALE TRANSGLOTTIQUE faite avec une seringue armée d'une canule dont l'extrémité franchit les cordes vocales. C'est le procédé de choix, à condition, comme Guisez et Georges Rosenthal l'ont réalisé, d'arriver à la dose unité de 20 c. c;

2° L'INJECTION INTRATRACHÉALE TRANSCUTANÉE, c'est-à-dire l'introduction sous-glottique intratrachéale par une aiguille piquant la peau, les plans superficiels et la trachée. C'est ce procédé que nous avons étudié dès 1901 avec notre ami G.-A. Weill. Nous en avons récemment repris l'étude et nous avons pu, sous le nom de TRACHÉO-FISTULISATION, décrire une méthode médico-chirurgicale permettant de faire profiter tous les malades des bienfaits de la thérapeutique directe.

Nous envisagerons successivement l'*injection intratrachéale transglottique* et la *trachéo-fistulisation*.

Importance du sujet. — Avant de donner la description clinique et pratique de la méthode, nous tenons à faire remarquer que l'injection intratrachéale réalise enfin la thérapeutique directe des voies respiratoires. Si l'on y ajoute la méthode de l'*injection intrapulmonaire transthoracique*, tombée dans un oubli injuste malgré les travaux de

ment maintient en bonne place la sonde poussée sur le plancher des fosses nasales. Le malade peut ainsi, d'après ces auteurs, avec la plus grande facilité, pratiquer lui-même son injection trachéale.

(Province médicale, 7 déc. 1912.)

Fernet et que nous avons systématisée récemment (Société de thérapeutique, juin 1913), il est évident que nul ne saurait se désintéresser de procédés qui doivent rentrer dans la pratique courante puisqu'ils sont capables de changer le pronostic de bronchopneumonies graves et de la tuberculose pulmonaire ulcéreuse chronique.

I. — L'INJECTION INTRATRACHÉALE VRAIE

Un mot d'historique. — Si la *trachéo-fistulisation* nous est entièrement personnelle (en dehors de la collaboration, en 1901, de G.-A. Weill), l'injection intratrachéale est une méthode ancienne, fréquemment étudiée. Nous renvoyons pour l'historique complet aux thèses de Jay, Verdier, Delor, Barbier-Bouvet, aux travaux de Violet (*Gaz. des hôp.*, 1906) et surtout aux recherches de Dor (*Revue de médecine*, 1889-90), de la Jarrige (1895), de Guisez et à notre article des *Archives générales de médecine* (février 1912) ou nous avons présenté une étude synthétique de l'histoire de cette question. Au cours de cette étude, nous aurons souvent à rappeler les travaux des auteurs. Maragliano, Botey, Behag sont des noms à citer fréquemment dans un exposé complet des recherches.

Technique de l'injection intratrachéale. — L'injection intratrachéale vraie se fait selon deux procédés. Le premier est le *procédé au doigt*, il rappelle le tubage de la laryngite diphtérique, il est peu employé ; le deuxième est le procédé de choix ; il mérite d'être dénommé *procédé au miroir* *laryngien* ou procédé laryngologique (M. Lermoyez, *Presse médicale*, 1895).

A) Ces deux procédés utilisent la même instrumentation. Cette instrumentation est d'ailleurs diverse. Chaque médecin préfère celle dont il a l'habitude; *mais il faut séparer à ce point de vue d'une façon complète les laryngologues spécialistes et les médecins pratiquant l'injection intratrachéale.* Si les laryngologues peuvent se contenter de leur seringue classique (Turck, Behag, Botey, Dor, etc.,), de 3 à 10 c.c. au maximum, les médecins doivent employer les instrumentations de Guisez (injection endobronchique) et celle de G. Rosenthal (injection intratrachéale) qui permettent l'emploi de la haute dose (20 c.c.). Bien que de La Jarrige mérite de garder la paternité de la haute dose, sa seringue, qui fut le point de départ de nos recherches d'instrumentation, contient environ 12 c.c. (*fig.* 3).

Voici notre instrumentation (*fig.* 4):

Notre seringue n'est autre que la seringue de 20 c.c. métallique, dite seringue de Roux, avec, toutefois, deux modifications :

a) Sur le couvercle 1 ont été pratiquées deux échancrures qui serviront à donner asile aux branches montantes de la fourche de fixation de notre canule ;

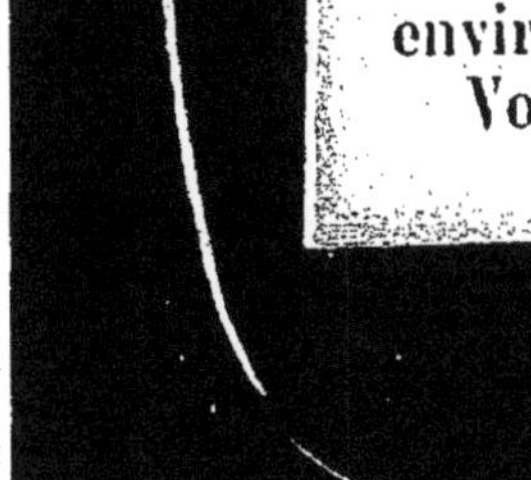

Fig. 3. — Seringue de La Jarrige.

b) Le tube de l'extrémité inférieure de la serin-

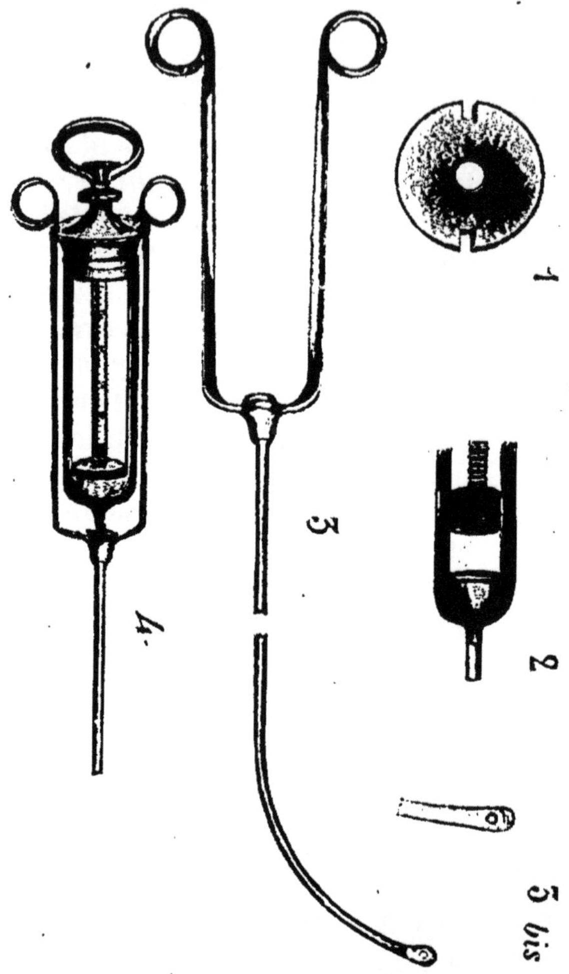

Fig. 1. — L'instrumentation de la haute dose de G. Rosenthal.

gue qui s'adapte à l'aiguille, a été remplacé par un
tube plus large.

Mais, préoccupé à la fois de donner à notre seringue un grand débit et aussi de ne pas augmenter

inutilement le nombre des seringues de trousse médicale, nous avons adopté comme calibre un diamètre qui autorise l'emploi du raccord ordinaire des tubes en caoutchouc des seringues de 20 cm. La lumière de ce tube est égale à la lumière de la canule et supprime le rétrécissement relatif que présentait à ce point, par rapport à notre canule, l'ex   ité de la seringue de Ro   .

Notre c .ule s'inspire à la fois de la canule de la Jarrige (*fig.* 3) et de la monture en fourche que nous avons utilisée en 1900-01 avec G.-A. Weill (*fig.* 5).

Elle s'inspire de la canule de La Jarrige dont elle a la longueur un peu augmentée (24 cm.) et la courbe exacte. La première partie est longue de 17 cm., la deuxième atteint 7 cm.; les deux parties font un angle arrondi d'une valeur presque de 90 degrés.

L'extrémité renflée (5) correspond aux n°s 14 à 16 de la filière Charrière. Cette augmentation de diamètre facilite la pénétration transglottique et évite les réactions spasmodiques, fait analogue à ce que nous voyons au niveau de l'œsophage et de l'urètre.

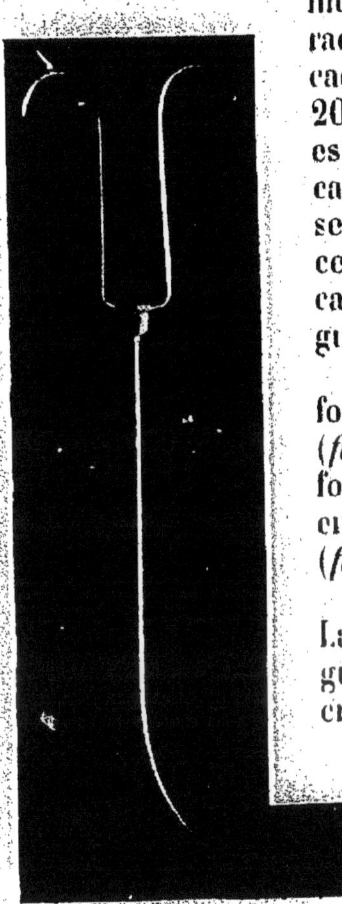

Fig. 5. — Notre canule à fourche primitive, n'est pas bien en main à cause de l'absence d'anneaux.

Cette extrémité renflée porte 2 ou 4 orifices latéraux et un orifice terminal de façon à permettre une expulsion rapide du liquide; le tout soigneusement émoussé.

Le diamètre extérieur de la canule est constant, il est de 2 mm. 1/2 à 5 millimètres.

La monture en fourche (3) rappelle le modèle de 1901; mais combien il est mieux en main! Les branches montantes dépassent le couvercle de la seringue; elles se logent dans les échancrures indiquées précédemment et, comme elles se terminent par un anneau, la seringue armée de la canule est maintenue entre l'index et le médium droit; le pouce droit reste entièrement indépendant et fait manœuvrer (*fig.* 4, 7) l'anneau de la seringue.

Les avantages de cette instrumentation se saisissent aisément:

Un jeu de canules permet sans perte de temps de faire les injections en série. Comme dans le modèle de 1901, la canule se maintient aisément, grâce à la prise des doigts, dans le plan sagittal, ce qui est précieux pour la pénétration dans le larynx.

Nous rappelons la rapidité d'expulsion du liquide due à l'absence de tout point rétréci.

Notre instrumentation pouvait s'adapter à une dose plus forte. Nous n'en voyons pas l'utilité, sauf dans les cas pour lesquels nous employons la *trachéo-fistulisation*.

La figure ci-jointe (*fig.* 1) nous montre, par comparaison, l'instrumentation de La Jarrige. Nous rappelons que la grande longueur de la branche horizontale de la canule a été voulue par cet auteur pour que la vue du médecin ne fût pas gênée par sa main.

L'instrumentation de Guisez, dont cet auteur a tiré de si remarquables résultats dans la gangrène

pulmonaire, comprend une seringue de 20 c. c.
armée d'une canule dont les particularités sont les
suivantes. Elle est coudée presque à angle droit et
la deuxième partie est longue d'environ dix centimètres de façon à descendre profondément dans la
trachée. Nous verrons l'importance de ce fait, en étu-
diant la technique.

À cette instrumentation faite de seringues et de
canules de différents modèles, il faut ajouter la
technique avec les appareils de laryngoscopie directe
de Brunnings dans l'application de la méthode de
Kilian. Le premier temps de la laryngoscopie consiste, comme on le sait, à déprimer profondément la
langue et à charger l'épiglotte sur la spatule. Guisez
a modifié l'instrumentation de Kilian pour franchir
plus aisément l'épiglotte et charger pour ainsi dire
les cartilages aryténoïdes dans un temps suivant. À
ce moment le larynx ouvert, mis dans l'impossibilité
de se contracter, devient le point terminal d'une véri-
table rigole, où le médecin pourra faire descendre
tout ce qu'il voudra. Il s'agit, il est vrai, d'une technique exigeant une anesthésie locale soignée. De même
le nouvel abaisse-langue de Leroux, qui fait saillir le
larynx comme le spéculum présente le col de l'utérus,
pourra s'utiliser dans des manœuvres espacées. Ces
deux procédés ne conviennent pas à un traitement
à séances fréquentes.

B) La technique proprement dite comporte deux
variétés : 1° la technique sans anesthésie locale, qui
se fait au doigt ou au miroir ; 2° la technique avec
anesthésie locale, qui se fait au miroir.

La technique sans anesthésie locale au doigt
dérive des travaux de Byrom Bramwell, de Feré et
Bossu. Georges Rosenthal et G.-A. Weill l'ont préconisée en 1901. Voici leur description. « On fait

tenir au malade sa langue de la main gauche avec un linge, la tête à peine défléchie. L'opérateur avec l'index gauche reconnaît le bord droit de l'épiglotte et le repli qui lui fait suite jusqu'à l'aryténoïde et sur ce guide, de la main droite, il introduit la canule sans hésitation. Si la glotte n'est pas franchie du premier coup, attendre en appuyant légèrement. Aussitôt la canule entrée à fond, poussez rapidement l'injection. Le malade aussitôt ferme la bouche et respire profondément par le nez. Au besoin, la compression des pneumogastriques derrière les sternomastoïdiens calme le spasme. »

L'injection digitale est un procédé de sécurité facile à exécuter; il est transglottique et sûr. Malheureusement, même avec un doigt de caoutchouc, il amène de part et d'autre une certaine répugnance et il est tombé en désuétude. Il peut rester le procédé de fortune pour certains malades alités et affaiblis; il trouve aussi une suprématie relative en cas de larynx irritable.

La technique sans anesthésie locale au miroir est le procédé de choix; il rappelle de tout point la technique utilisée par les laryngologues pour faire leurs pansements laryngiens avec leur canule sus-glottique. Cette technique a été bien décrite en 1893, 19 février, à la Société de biologie, par de la Jarrige, comme elle l'a été en 1889 dans les admirables mémoires de Dor (*Revue de médecine*).

Le malade est assis en face du médecin — il est à jeun ou, en tout cas, n'a pas mangé depuis 4 heures. Une serviette placée autour du cou protège ses vêtements; il renverse la tête légèrement en arrière, ou la tient selon la position donnée par le médecin; puis il tire la langue qu'il tient avec une compresse stérile de la main droite entre le pouce mis au-dessous et l'index tenu au-dessus de la langue.

Le médecin s'assied en face du malade de façon que les jambes du médecin soient de part et d'autre des jambes du patient. Il va alors d'abord éclairer le larynx, ensuite faire l'injection.

Le larynx sera éclairé avec le miroir laryngien n° 5 ou n° 6 trempé dans de l'eau chaude, essuyé et vérifié au point de vue thermique sur le dos de la main. Le médecin utilise de préférence le miroir électrique de Clare alimenté soit par la canalisation urbaine sous résistance, soit par une pile portative simple. Il peut aussi éclairer le larynx avec un photophore ou un miroir frontal ordinaire qui réflé- chit la lumière d'un bec Auer placé sur une table à droite du patient, au niveau de la tête, légèrement en retrait et à une distance latérale de 30 à 40 cm. Il suffit pour faire l'injection de bien voir l'épiglotte ; mais il est préférable d'apercevoir toute la région sus-glottique, car *l'écueil est aux aryténoïdes.* La voie intratrachéale doit être juxta-épiglottique et antéaryténoïdienne.

Dès que le médecin voit l'épiglotte, il introduit la seringue armée de la canule et chargée. Il a bien soin de rester dans le plan sagittal ; il amène le bec de sa canule au contact de l'épiglotte. Puis, par un mouvement du coude et du poignet droits, elle des- cend le long du sillon médian de l'épiglotte, en avant des aryténoïdes. Lorsque la canule disparaît au travers des cordes vocales, le médecin perçoit une sensation très précise de chute de l'extrémité terminale. Alors, avec décision mais sans hâte, il vide le contenu de la seringue ; puis il retire serin- gue et miroir, non sans avoir vu que le liquide a disparu entièrement dans les voies aériennes. A ce temps se passe un phénomène très important, bien précisé par de La Jarrige. Le malade est pris d'une quinte de toux d'intensité variable, mais qui ne manque jamais : elle est la garantie de la pénétration rigoureuse. Nous l'avons dénommée *réflexe tussigène de vérification*. Bientôt d'ailleurs la toux s'arrête et une sensation de bienêtre, *d'eupnée consécutive* fait oublier au malade l'ennui de la toux.

A cette technique endo-trachéale, Guisez oppose la technique endo-bronchique qui nécessite l'anesthésie locale soignée ; grâce à sa grande habitude, il a pu la mettre en pratique chez des malades même très affaiblis. Pour que la canule à longue branche verticale descende

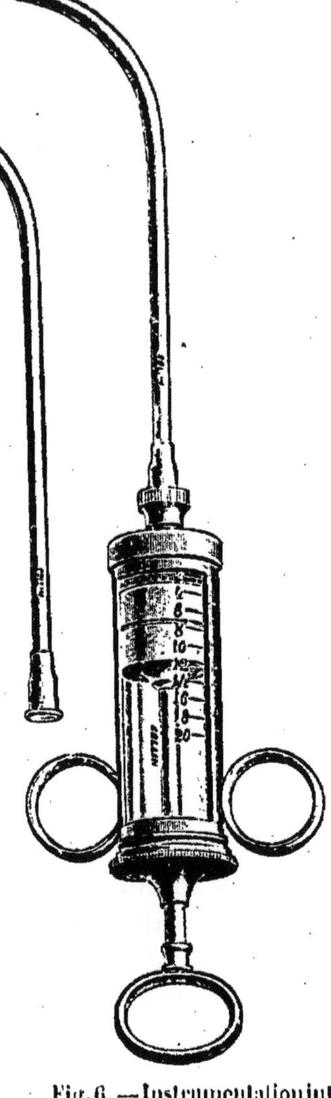

Fig. 6. — Instrumentation intra-bronchique de Guisez et canule en pomme d'arrosoir (cliché Collin). — Noter la longueur de la partie verticale de la canule qui assure le caractère intrabronchique de l'injection, mais nécessite l'anesthésie locale.

dans la trachée, Guisez emploie systématiquement l'anesthésie locale, qu'il pratique surtout avec une solution à 1/20 ou à 1/10 d'alypine. On pourrait aussi utiliser la novocaïne à 1 pour 200. Cette anesthésie locale se fait soit à l'aide de tampons montés, soit au moyen de la canule en pomme d'arrosoir de Guisez. Il est important de se rappeler que l'anesthésie complète du cavum et du larynx constitue une manœuvre délicate. Lorsqu'elle est bien exécutée, elle peut (Guisez) annuler complètement le *réflexe tussigène de vérification*.

Pour faire pénétrer à volonté le liquide dans la bronche droite ou gauche, Guisez recommande de faire l'injection en décubitus latéral pour s'aider de la pesanteur et de diriger la seringue vers la commissure labiale du côté opposé au côté à atteindre. En tout cas, l'injection se répartit entre les deux troncs bronchiques.

Difficultés et incidents de l'intervention. — L'injection intratrachéale demande la collaboration du malade qui doit être docile. C'est donc une thérapeutique d'adultes ou de grands enfants. Nous n'avons pas injecté d'enfants au-dessous de dix ans, à cause du danger de spasme fréquent chez l'enfant au cours des trachéoscopies transglottiques[1].

Il est souvent utile, avant la première injection, de préparer le malade au contact des instruments et à l'examen. Examinez son larynx, tant pour compléter votre examen que pour l'habituer à la docilité et à l'immobilité. Prolongez et répétez l'examen, notre tâche n'en sera ensuite que plus aisée. Ne craignez pas d'expliquer la manœuvre.

1. Cette tendance au spasme est telle que les médecins allemands (*Archives respiratoires*, 1912) préconisent de toujours préparer en pareil cas une trachéotomie d'urgence.

Pendant l'intervention, un malade pris de crainte peut porter les mains aux instruments et vouloir les arracher; le fait est rare; en pareille occurrence; le médecin enlève les instruments; tout accident est impossible. La manœuvre sera toujours faite avec légèreté. Ne faites pas le cathétérisme appuyé, sachez attendre une grande inspiration sollicitée et passez vite. *Il n'y a jamais chez l'adulte de spasme de la glotte*, même sans anesthésie locale. Chez un malade très nerveux, il serait indiqué de recourir à l'emploi de la novocaïne à 1 pour 200, par prudence exagérée.

Le seul incident à noter est la survenance d'une courte extinction de voix provoquée par une irritation locale de la muqueuse. L'incident rare est sans gravité; après quelques jours, il n'en est plus question, mais nous croyons utile de prévenir les malades de sa possibilité, pour leur éviter un souci exagéré.

L'éducation du médecin se fera par les étapes suivantes. Il doit s'habituer à tenir le miroir laryngien de la main gauche; il doit par *l'éducation de l'indépendance de la main droite*, apprendre à faire les manœuvres nécessaires de cette main, pendant que la tête reste immobile. Il ne faut jamais pousser une injection au hasard ou à l'aveugle.

Mécanisme général d'action de l'injection intra trachéale. — Les bienfaits de l'injection intra-trachéale s'expliquent par la mise en contact de substances actives et de l'épithélium alvéolaire, de la surface interne des bronches et des bronchioles. Or, on sait quelle est la puissance d'absorption considérable du poumon, bien mise en lumière par Colin d'Alfort et ses élèves, comme par Claude Bernard. Le médecin pourra donc tirer de l'injection intratrachéale un double bénéfice :

1° En mettant au contact des antiseptiques ou des inhibiteurs de développement, il pourra nettoyer les plaies pulmonaires, désinfecter les foyers pulmonaires : c'est *l'action antiseptique*. Elle se double d'une action eupnéique d'augmentation du jeu respiratoire bien étudiée par Mendel;

2° En amenant des produits d'actions multiples au contact d'un épithélium absorbant, il pourra avoir une importante action locale, vasoconstrictive (adrénaline) par exemple, c'est *l'action locale*; avec un retentissement sur l'état général du sujet, c'est *l'action générale*.

En résumé, l'injection intratrachéale réalise *le pansement pulmonaire avec absorption du médicament doublée d'une action locale et générale.*

La pénétration des médicaments dans les foyers pulmonaires a été démontrée histologiquement, expérimentalement par de La Jarrige en 1893, humainement dans la thèse de Delor par étude histologique des foyers prélevés aux autopsies. Récemment, Guisez et Stodel l'ont vérifiée. Reichert, dès 1887, avait fait ce contrôle par solutions colorées.

Cette action générale a vu son utilité contestée par certains auteurs, comme Viollet. Il est évident qu'elle devra répondre à certains points de vue spéciaux, comme nous le verrons à propos de *l'alimentation pulmonaire.*

Formulaire des injections intratrachéales. — Voici, classées méthodiquement, les principales formules :

1° MÉDICATIONS SPÉCIFIQUES.

z) *Sérums et vaccins antituberculeux* peuvent s'employer, car G. Rosenthal a démontré l'absence d'anaphylaxie par voie trachéale et Berthelon (de Saint-Feyre) a fait des essais importants.

β) *Solutions de cyanure de mercure* (Carnot), *de sulfate de quinine :*

Cyanure de mercure	deux centigr.
Eau.	10 c.c.
Novocaïne à 1 pour 200. . . .	2

Solution d'IK à 1 pour 100 . .	12 c.c.
Bichlorure d'hydrargyre. . . .	0,01

Botey de Barcelone, 1890.

2° MÉDICATIONS ANTISEPTIQUES.

a) *Solutions huileuses :*

α)	Huile d'olive lavée à l'alcool . .	100 c.c.
	Goménol	10 à 20 gr.

C'est la formule de sécurité (Guisez, de La Jarrige, G. Rosenthal), la plus simple et l'une des meilleures.

β)	Huile d'olive.	100 c.c.
	Goménol	10 grammes.
	Gaïacol.	2 —

Dans cette deuxième formule, on peut ajouter à la dose de deux grammes de l'essence de thym, de cannelle ou d'eucalyptol :

γ)	Huile d'olive.	100 c.c.
	Menthol, ou créosote, ou gaïacol, ou thigénol	5 grammes.

δ) Huile d'olive. . . . .   100 grammes.
    Essence de thym   5   —
    Essence d'eucalyptol.   5   —
    Essence de cannelle.   5   —
    Iodoforme.   5   —
    Gaïacol. . . . .   2 gr. 50
    Menthol . . . .   2 gr. 50
    Bromoforme. . . . .   0 gr. 06

                                    (Mendel.)

ε) Huile additionnée d'essence de vanille.
                            (Hervé, de la Motte-Beuvron.)

ζ) Huile additionnée à 10 pour 100 de naphtol camphré.

h) *Solutions aqueuses* :

α) Nitrate d'argent . . . .   2 grammes.
    Eau.   52   —
                            (Green, de New-York.)

C'est la formule historique (ne pas l'employer).
Green injectait en 1854 de 2 à 4 grammes. Il a créé
ainsi la méthode.

β) Eau distillée . . . .   100 grammes.
    Na Cl . . . .   0 gr. 70
    Thiocol ou phosphite de gaïacol.   5 grammes.
                        (G. Rosenthal, Weill et Delor.)

γ) Tricyanure d'or . . une ampoule de 1 c.c. contenant
                                5 milligrammes.
    Eau thiocolée . . . . .   15 grammes.
        A préparer au moment de l'injection [1].

                            (G. Rosenthal.)

δ) Eau distillée . . . . 100 c.c.
Thiocol . . . . 1 à 5 grammes.
Bleu de méthylène)
      ou   } . . . . . 0 gr. 25 à 1 gr.
Vert malachite.)

Formule recommandée pour la fétidité bronchique. Héring a depuis longtemps recommandé les couleurs d'aniline. Nous en avons appris l'usage à l'hôpital Lariboisière, dans le service de M. Sébileau.

ε)   Métaux colloïdaux : électrargol, etc.

                        (Mosny, Saint-Girons.)

ζ)   Arsénobenzol, à l'étude.

Indications. — Les deux indications essentielles de l'injection intratrachéale sont le traitement des suppurations chroniques des bronches, y compris la tuberculose ulcéreuse chronique, et le traitement de la gangrène pulmonaire (Guisez).

A) TUBERCULOSE PULMONAIRE ULCÉREUSE CHRONIQUE. — Le mémoire fondamental en la matière est le mémoire de Dor (*Revue de médecine*, 1889-90). Il se sert de la seringue que Botey (d'Edimbourg) a préconisée (*Annales des maladies de l'oreille*, 1888); il utilise l'huile créosotée à 5 pour 100 dont il injecte pendant au moins un mois, deux fois par jour, deux centimètres cubes. Mais c'est surtout de La Jarrige qui, dans une série de recherches débutant en 1893, a fixé la technique du traitement urbain de la *tuberculose pulmonaire* par la méthode. Notre rôle a consisté à substituer à la dose de 12 c.c. de la seringue de cet auteur notre instrumentation qui permet en une fois l'emploi de la haute dose, 20 c.c. et à déterminer le mécanisme de la cure.

Le traitement sera compris de la manière suivante :

Autant que possible, les injections seront commencées dans une période d'apyrexie et non pendant une des « poussées évolutives ». Le malade, en cas de fièvre, sera mis au repos complet, sinon il gardera un repos physique relatif. Dans une première période, le malade recevra chaque jour, chez lui si possible, à la clinique au besoin, une injection intratrachéale qui sera de 5 à 10 c.c. d'abord pour atteindre rapidement 20 c.c. Le produit employé sera l'huile vanillée d'Hervé s'il y a lieu de tâter la susceptibilité du sujet, sinon l'huile goménolée à 10 pour 100, qui est la base du traitement intratrachéal. Dès que la désinfection bronchique est amorcée, l'injection cessera d'être quotidienne et ne sera faite que 3 ou 4 fois dans la semaine. Après 2 mois environ, la reprise d'un travail modéré est possible fréquemment.

Dor, dans la *Revue de médecine* de 1889, comme de La Jarrige dans la série de ses travaux (1893), comme Verdier dans sa thèse de Nancy (1905), comme Barbier-Bouvet (thèse de Montpellier, 1904), comme nous-même, note la diminution progressive de la purulence des crachats, leur retour à l'état catarrhal, la raréfaction de cette expectoration devenue mousseuse. En même temps fièvre et toux disparaissent ou s'atténuent. Avec la disparition de la toux quinteuse, avec la diminution des maxima thermiques, l'appétit revient, le tuberculeux reprend espoir, il marche vers la guérison. L'examen clinique et radiologique note l'absence d'extension des foyers, sans doute due à l'épuration de l'expectoration qui ne peut plus aller se greffer dans les bronches voisines (embolie bronchique de Sabourin). De La Jarrige a noté également la rareté de la laryngite chez ses malades. Déjà Byrom Bramwell avait noté des augmentations en poids de 15 livres en 3 mois.

La guérison apparente du tuberculeux par l'injection intratrachéale est fréquente. Elle est une guérison indirecte (en dehors de l'emploi de sérums fait avec succès par Berthelon, de Saint-Feyre). *Car nous ne voyons pas par quel mécanisme guérirait le tubercule du poumon au contact de produits qui ne le guérissent pas quand il siège à la peau ou sur une muqueuse accessible aux contacts directs.* Nos recherches bactériologiques précises ont montré que le traitement intratrachéal (*Archives générales de médecine*, avril 1913) agissait, en dehors de l'action eupnéique, *en supprimant l'infection secondaire et en ramenant la tuberculose pulmonaire du stade d'infection complexe au stade d'infection pure à bacille de Koch.* Ces recherches nous ont valu la haute approbation de Castaigne; elles sont l'*idée directrice* qui guide le médecin.

C'est dire que nous nous séparons à la fois des auteurs, fussent-ils éminents, qui ont écrit des traités récents sans réserver une place honorable à l'injection intratrachéale. Cette négation erronée est la conséquence directe des affirmations trop formelles de guérison de la tuberculose pulmonaire par la méthode.

Désinfection des bronches, suppression de l'expectoration, atténuation et disparition de la toux et de la fièvre dues à l'infection secondaire, absence d'extension des foyers, préservation du larynx, voilà un bilan magnifique pour la méthode. Ce bilan donne une guérison apparente fréquente, la possibilité ou la continuation de l'activité sociale. *Soumis à l'injection intratrachéale, le tuberculeux chronique continue ou reprend une vie active.* Il guérira avec l'aide du traitement hygiénodiététique qui sera continué *selon les possibilités sociales*; son action sera renforcée et les succès complets seront fréquents.

Comme *l'exercice physiologique de respiration*[1], l'injection intratrachéale doit s'unir aux autres thérapeutiques. Hélas! pourquoi faut-il, dans une matière aussi délicate, que des affirmations hâtives, émises quelquefois par des auteurs de premier ordre, rendent par leurs promesses abusives, la tâche si difficile à ceux qui peuvent mener le tuberculeux à la guérison!

A) LARYNGITE TUBERCULEUSE. — Nous venons de dire que le tuberculeux soigné par l'injection intratrachéale, par le fait de la suppression de l'expectoration purulente, a le larynx épargné. Dans des observations heureuses (*Soc. de thérapeutique,* 1912), nous avons vu régresser et guérir des sions laryngées. L'injection intratrachéale est un adjuvant du traitement local de la tuberculose laryngée. Il agit par la désinfection de la plaie bacillaire.

B) GANGRÈNE PULMONAIRE ET BRONCHITES FÉTIDES, OZÈNE TRACHÉAL. — Dès 1901, dans sa thèse inaugurale, notre élève Delor publie une observation intitulée : « Bronchite fétide, injections intratrachéales d'huile au phosphite de gaïacol à 1/20. Amélioration notable. » Verdier dans sa thèse (Nancy, 1905) note que « l'odeur fétide des mucosités et l'haleine des ozéneux s'est toujours amendée et a même tout à fait disparu dans les observations

1. Un volume chez Alcan, 1912. Voir notre Revue (*Journal médical français*, 1913, et 15 août 1911).

communiquées ». Mais c'est Guisez qui, dans une série de recherches, a établi que l'injection intra-trachéale (endobronchique) était le traitement spécifique de la gangrène pulmonaire et de toutes les manifestations fétides de l'arbre bronchique.

Dans un cas d'*ozène trachéal*, « le traitement consiste en écouvillonnage de la portion sous-glottique du larynx après cocaïnisation et aussi en injections d'huile goménolée à 1/20 dans le tiers supérieur de la trachée (injection de 10 à 15 c.c.). L'amélioration ne tarde pas à se manifester, et au bout d'un mois de traitement les croûtes, qui étaient auparavant sèches, adhérentes, sont beaucoup plus molles et se détachent avec beaucoup plus de facilité quand le malade tousse. »

Dans *la dilatation des bronches*, l'injection intratrachéale rendra inutiles les manœuvres de trachéo-bronchoscopie toujours fatigantes et qui ne seront employées qu'en cas d'échec de l'injection simple. Faire chaque jour une injection de 20 c.c. pour amener la disparition de la fétidité et tarir la suppuration. Dans un cas de Guisez, l'expectoration est tombée de 400 à 100 c.c.

La *gangrène pulmonaire* a vu, grâce à Guisez, son pronostic se transformer. Alors que l'intervention transthoracique est tellement aléatoire[1] que le chirurgien hésite, les injections endobronchiques jugulent rapidement l'affection, et cela est d'autant plus remarquable que la technique est presque ignorée en Allemagne, comme le montre une leçon récente de Treupel[2].

---

1. La chirurgie pulmonaire subit en ce moment une transformation. Nos recherches sur la technique générale et la mise en pratique de l'hyperpression contribueront à cet essor scientifique.

2. Voir *Archives générales de médecine*, juillet 1903. Littérature étrangère.

La question a été bien mise au point par Guisez, dans sa communication à la Société des hôpitaux du 7 mars 1913, où il rapporte son 8e cas de guérison. Et pourtant le malade du docteur Main était dans un état grave : foyers bilatéraux en voie de suppuration, expectoration de 3/4 de litre, intervention chirurgicale impossible à cause de la gravité de l'état général, temp. 39°,5, etc. Dès la 4e injection, la température s'abaisse progressivement, la fétidité diminue en même temps pour disparaître à la 10e injection. A la douzième, expectoration normale. En 15 jours, guérison. Après un mois, sortie du malade. « Il présente à l'auscultation un peu d'obscurité respiratoire aux deux bases et au sommet droit, où on constate encore un peu de submatité, une respiration légèrement soufflante qui marque la place de la zone atteinte d'excavation due au processus gangréneux. »

Mosny et Saint-Girons (*Soc. des hôp.*, 11 juillet 1911) ont obtenu par la même méthode une guérison rapide de la pleuro-pneumonie gangréneuse en utilisant le collargol intratrachéal et intrapleural.

La technique bronchoscopique a été utilisée par Ephraïm, Lereboullet et Faure-Beaulieu ; elle nous semble inutile devant les beaux succès des techniques intrabronchiques et intratrachéales.

Nous sommes frappé depuis quelque temps de l'action désinfectante remarquable du bleu de méthylène que nous utilisons en solution thiocolée à 0,25 — 1 0/0, mélangée à parties égales avec l'huile goménolée à 10 0/0.

C) Suppurations bénignes bronchopulmonaires. — Quant aux bronchites catarrhales non spécifiques, écrit de la Jarrige en 1893, elles ne résistent pas à vingt ou trente injections; c'est, je puis le dire, le triomphe de la méthode. Une injection intratrachéale au miroir sans anesthésie locale, quotidienne de 20 c. c. d'huile goménolée ou de solution thiocol bleu, ou thiocol vert malachite jugule en quelques jours les bronchites grippales. Les solutions très étendues de cyanure de mercure doivent être additionnées de novocaïne à 1 pour 200, elles sont parfois irritantes. Nous rappelons le bon effet clinique des injections d'huile aromatique faites aux enfants traités pour laryngite diphtérique.

D) Le traitement spécifique du paludisme et de la syphilis par voie endobronchique est un procédé intéressant de médication spécifique et non une thérapeutique locale.

E) Par contre, dans l'asthme, l'injection intratrachéale agit d'une triple façon, en désinfectant les bronches atteintes d'inflammation chronique, en provoquant une course respiratoire meilleure, en agissant sur le poumon même. Dans le *New-York Medical Journal*, 1911, n° 25, Frendenthal étudie le traitement endobronchique. De même que Horn et Ephraïm[1], il utilise la solution d'adrénaline au millième et obtient d'excellents résultats ; l'accalmie revient et les accès d'asthme s'écartent.

On voit quelle est l'envergure d'une méthode que certains ouvrages classiques ne citent pas encore! Or, l'injection intratrachéale se fait encore d'après un procédé créé par Bergeon en 1883, utilisé par G. Rosenthal et G.-A. Weill en 1900 et qui a abouti, par les recherches de G. Rosenthal, à la méthode de la *trachéo-fistulisation*.

---

1. Sur cette question spéciale du traitement local de l'asthme par l'adrénaline, lire les deux mémoires d'Ephraïm dans les *Archives générales des voies respiratoires* (février 1912 et février 1913). Ephraïm utilise une sonde passée à travers les cordes vocales et qui arrive jusqu'aux bronches.

II. — LA TRACHÉO-FISTULISATION
ET SES APPLICATIONS MULTIPLES

Dès, 1883 Bergeon traita des phtisiques par piqûre transcutanée de la trachée, et récemment

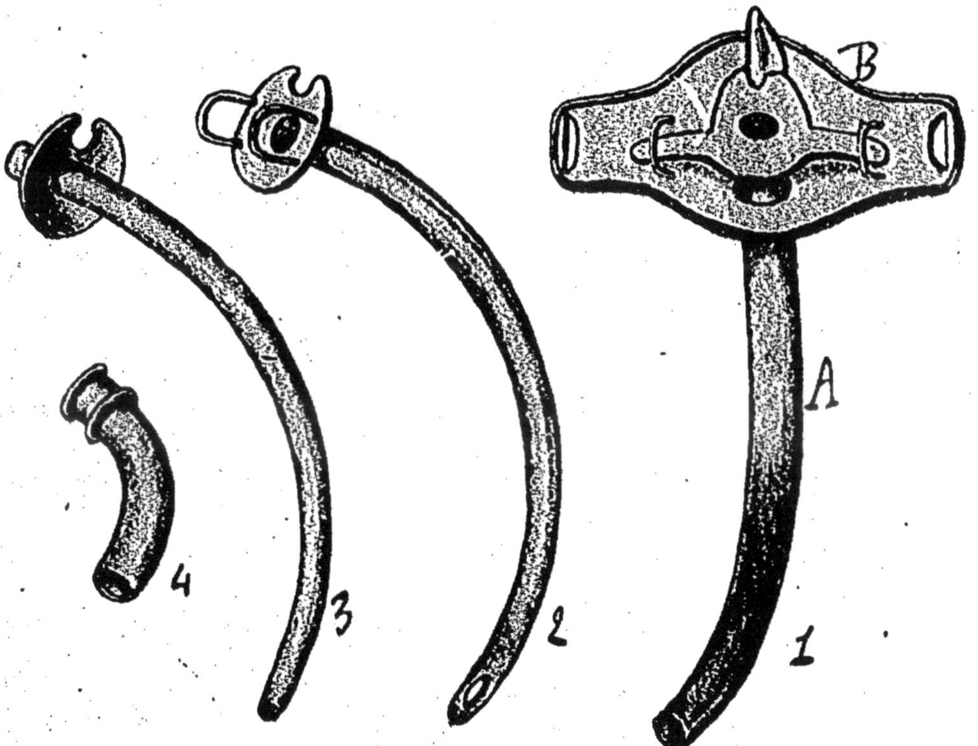

Fig. 7. — La trachéo-fistulisation par la canule réduite de trachéotomie.
1, Canule externe. — 2 et 3, Canule interne. — B, Plaque mobile.
4, Ajutage externe d'arrêt du courant l'air expiratoire.

Lenoir arrêta une hémoptysie par injection intratrachéale d'adrénaline. En 1900, G. Rosenthal et G.   A.

Weill décrivent l'injection intratrachéale directe
avec aiguille à demeure; mais leur aiguille droite
blesse la trachée. Récemment, G. Rosenthal vient de
décrire une technique complète de mise à demeure
d'une canule intratrachéale : c'est sa méthode de
trachéo-fistulisation.

La trachéo-fistulisation[1] est une trachéotomie en
miniature. Elle laisse à demeure une canule d'argent

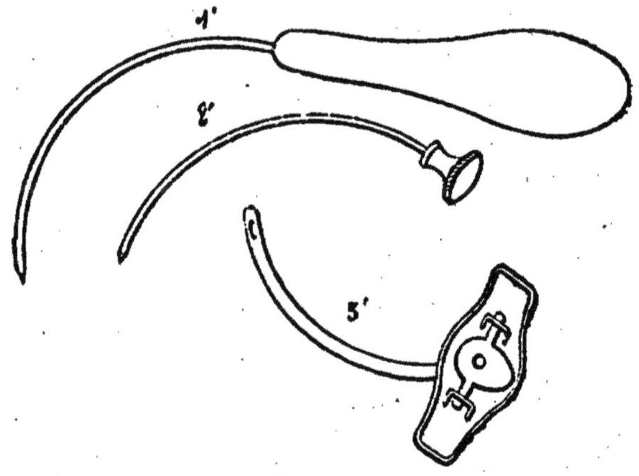

Fig. 8. — L'instrumentation pour les broncho-pneumonies.
1, Trocart. — 2, Mandrin à extrémité mousse. — 3, Canule sur plaque
mobile de 2 et 3 millimètres de diamètre.

de 2 à 3 mm. de diamètre ayant longueur et cour-
bure de la canule correspondante de trachéotomie,
montée sur plaque mobile et munie d'un mandrin
mousse pour ne pas léser la trachée. Elle se met en
place soit en un temps par le trocart, soit par une
découverte chirurgicale de la trachée à la novocaïne
avec ponction subcricoïdienne, ou, selon indications,
intercricothyroïdienne ou trachéale basse.

<hr>

1. Voir *Société médicale des praticiens*, 1913; *Société de médecine de
Paris*, 9 mai 1913; *Société de thérapeutique*, juin 1913; *Société de biologie*, 1913, etc.

Un pansement antiseptique la recouvre. Nous donnons la préférence au *pansement transparent*.

La trachéo-fistulisation réalise le traitement direct des maladies des voies respiratoires : 1° dans

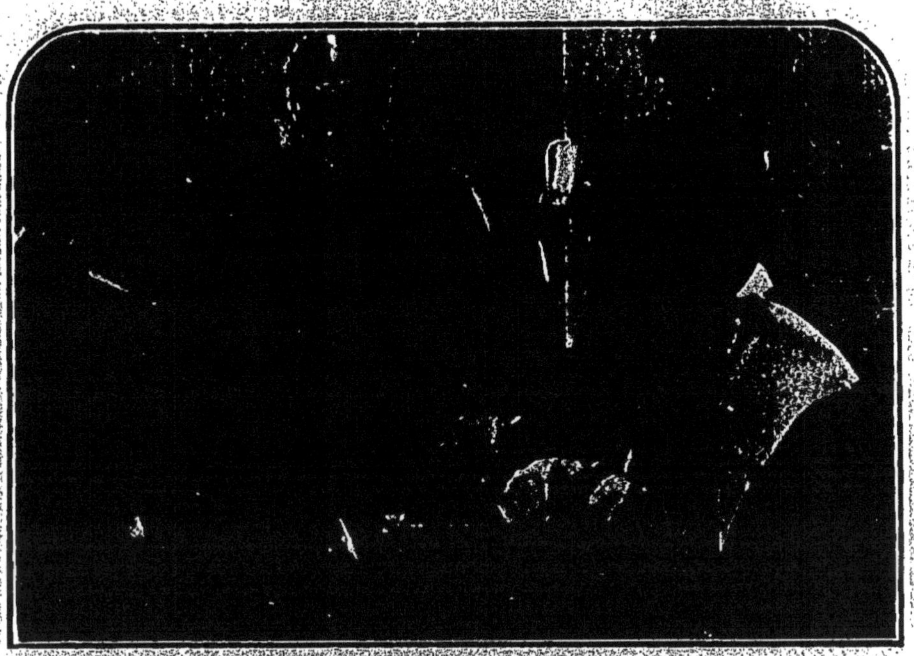

Fig. 9. — Un des temps de l'injection intratrachéale.
Cliché de Cinéma-Médical (Pathé), *Archives de médecine*, janvier 1912

les cas où le malade trop fatigué ne pourrait se prêter à l'injection intratrachéale que le dernier malade de Guisez a refusée pendant 4 jours après les premières injections ; 2° dans les cas nombreux où la présence d'un médecin maître des techniques spéciales n'est pas possible ; 3° dans les cas où la thérapeutique doit utiliser des doses inconnues avant notre instrumentation. *Elle est donc le traitement de choix*

*des bronchopneumonies graves, dont il est à pré-
voir qu'elle va changer le pronostic.* Avec ou sans
anesthésie locale, car les bronches sont clinique-
ment insensibles, il est aisé d'introduire des solutions aqueuses de thiocol-bleu, thiocol-vert, à dose
de 100 à 200 c.c. pro die, des solutions huileuses à
dose de 20 à 100 c.c. pro die. L'adrénaline au millième, le cyanure d'or, etc... peuvent être utilisés.
Elle est le traitement consolateur du phtisique en
suppuration bilatérale, dont elle peut améliorer le
sort. Enfin, nous avons montré que la trachéo-fistulisation allait permettre la mise en pratique de *l'alimentation pulmonaire* décrite expérimentalement depuis Claude Bernard. Le lait écrémé, les
solutions sucrées de peptone seront la base de cette
alimentation qui permettra la mise au repos complet
du tube digestif dans les grandes interventions gas-
tro-intestinales, dans les grands accidents intesti-
naux des pyrexies, s'utilisera dans les vomissements
incoercibles de la grossesse, dans les sténoses œso-
phagiennes avant l'intervention, etc.

Certes, la place que nous donnons ici à la trachéo-
fistulisation est minime, mais nous attendons le
contrôle de nos collègues qui établiront définitive-
ment sa valeur de traitement méthodique des infec-
tions bronchopulmonaires graves, fétides et tuber-
culeuses.

Nous continuerons sur *l'alimentation pulmonaire* une série de recherches expérimentales et
cliniques.

75517. — Imprimerie LAHURE, 9, rue de Fleurus, à Paris.

22. **Traitement médico-chirurgical de la tuberculose du rein**, par MM. J. Castaigne, professeur agrégé, et A. Lavenant, assistant du service des maladies des voies urinaires à l'hôpital Lariboisière.
23. **Thérapeutique de la goutte**, par le Dr Rathery, professeur agrégé à la Faculté de médecine de Paris, médecin des hôpitaux.
24. **Traitement abortif de l'urétrite blennorragique par les injections**, par le Dr Carle, ancien chef de clinique dermatologique à l'Université de Lyon.
25. **L'hémophilie et son traitement**, par le Dr Marcel Labbé, professeur agrégé à la Faculté de médecine de Paris, médecin de l'hôpital de la Charité.
26. **La névralgie faciale " essentielle " et son traitement par les injections locales neurolytiques**, par le Dr J.-A. Sicard, professeur agrégé à la Faculté de médecine de Paris.
27. **La rétention azotée et le régime hypo-azoté au cours des néphrites**, par le Dr J. Castaigne, professeur agrégé à la Faculté de médecine de Paris, médecin des hôpitaux.
28. **Le cancer du pylore et son traitement médico-chirurgical**, par le Dr René Leriche, professeur agrégé à la Faculté de médecine de Lyon.
29. **Vaccinothérapie (technique, indications, résultats)**, par le Dr A. Mauté, chef de laboratoire à l'hôpital Beaujon.
30. **Traitement des aortites aiguës et chroniques**, par le Dr L. Mayet, docteur ès sciences, ancien interne des hôpitaux.
31. **Traitement moderne des épithéliomes et autres tumeurs malignes de la peau**, par le Dr H. Bordier, professeur agrégé à la Faculté de médecine de Lyon.
32. **Traitement de l'érysipèle de la face**, par MM. J. Castaigne, professeur agrégé à la Faculté de médecine de Paris, médecin des hôpitaux, et P. Fernet, assistant de dermatologie à l'hôpital Saint-Louis.
33. **Traitement de la paralysie générale**, par le Dr E. Gelma, médecin de l'Asile de Maréville, à Nancy.
34. **Traitement du tétanos**, par le Dr Bosc, ancien interne des hôpitaux de Paris, médecin-adjoint de l'hôpital de Tours.
35. **Diagnostic et traitement de l'adénopathie trachéo-bronchique chez l'enfant**, par le Dr P.-F. Armand-Delille, ancien chef de clinique infantile à la Faculté de médecine de Paris.
36. . . . . *Épuisé.*
37. . . . . *Épuisé.*
38. **Le traitement des conjonctivites**, par le docteur F. Terrien, professeur agrégé à la Faculté de médecine, ophtalmologiste de l'hôpital des Enfants-malades.
39. **Les bains carbo-gazeux dans la pratique journalière (indications, technique, résultats)**, par le Dr A. Mougeot (Royat-les-Bains), ancien interne des hôpitaux de Paris.
40. **Les hématuries (indications thérapeutiques et médications qui les remplissent)**, par le Dr J. Vires, professeur de thérapeutique à la Faculté de Montpellier.
41. **Traitement du cancer par les sels de quinine**, par le Dr J. Castaigne, professeur agrégé à la Faculté de médecine de Paris, médecin des hôpitaux.
42. **Les abcès de fixation**, par le Dr Jacques Carles, professeur agrégé à la Faculté de Bordeaux, médecin des hôpitaux.
43. **Le rhumatisme blennorragique**, par le Dr Félix Ramond, médecin des hôpitaux.

ÉVREUX, IMPRIMERIE CH. HÉRISSEY

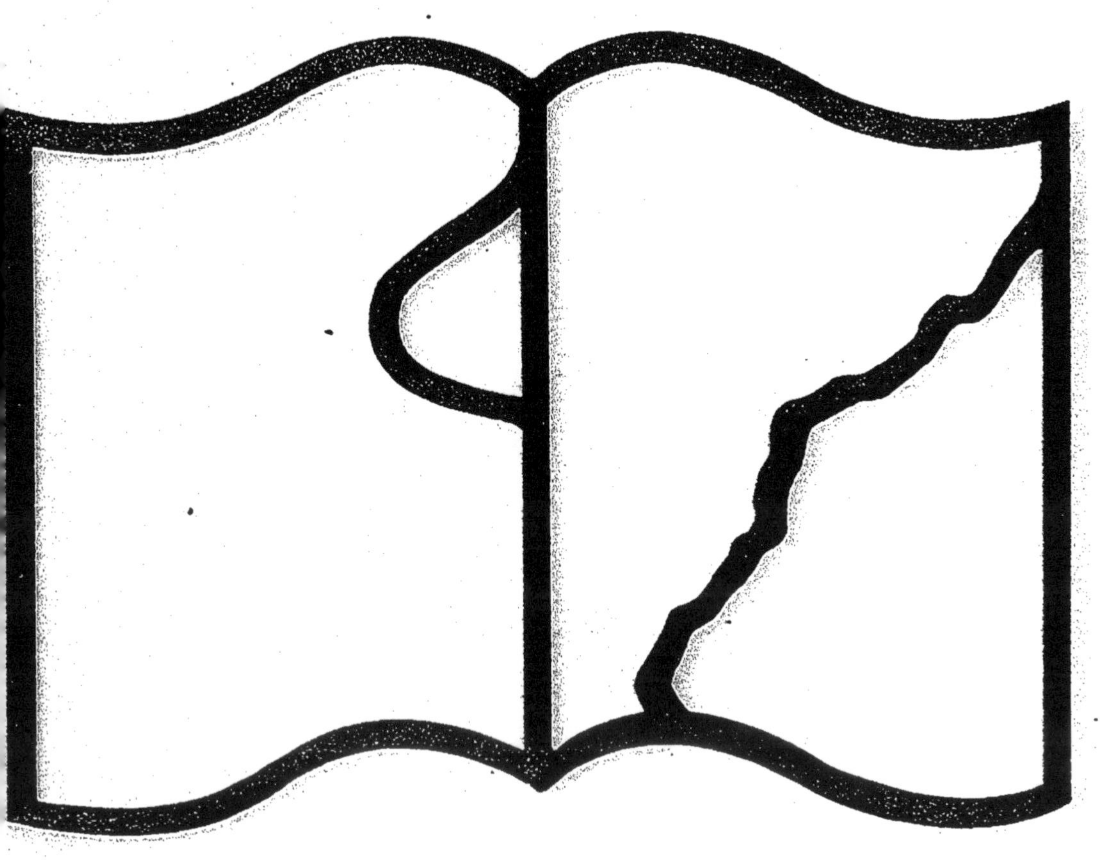

Texte détérioré — reliure défectueuse

NF Z 43-120-11